AF454493

L.-E. MOULINE.

L'AVENIR

DE

VALS

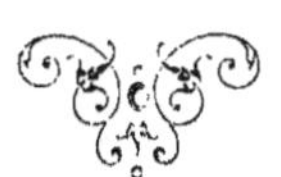

AUBENAS
IMPRIMERIE DE Mᵐᵉ ROBERT, — LOUIS AYZAC, SUCᶜ
1885

L'AVENIR DE VALS

Toutes les richesses hydrominérales de notre Station thermale ne sont encore ni totalement connues, ni aussi avantageusement exploitées qu'elles méritent de l'être, et c'est dans le but de provoquer des entreprises qui donnent un nouvel essor à notre prospérité, que je crois devoir publier cette étude.

Mais avant d'aborder les questions du périmètre de protection et de la constitution d'une puissante Société privilégiée, j'ai besoin de faire connaître ma théorie sur le mode de minéralisation de nos diverses eaux, pour fonder mes déductions sur cette base.

Formation des eaux bicarbonatées.

C'est par suite d'une profonde erreur qu'on a attribué généralement la formation de nos eaux minérales à la lixiviation des roches feldspathiques par les eaux de pluie, et ce n'est pas sans surprise qu'on lit dans un des auteurs les plus récents :

« Les eaux carbo-sodiques semblent dériver de la chaîne de montagnes
« qui bordent la rive droite de la Volane, sous laquelle elles passent par
« une sorte de tunnel, pour regagner la rive gauche de cette rivière. »

En effet, les feldspaths sont essentiellement composés de silicates de soude, de potasse, de chaux, d'alumine..., etc., et tous les traités de chimie, ainsi que l'expérience, nous enseignent que ces silicates alcalins, dont on fabrique le verre ou la porcelaine, sont indécomposables par les acides, aussi bien que le mica.

En outre, les sels alcalins ne se trouvent à l'état de carbonates dans aucun de nos terrains, et la décomposition des autres sels ne s'effectue pas à la température ordinaire; si cette hypothèse, celle de M. Lavigne en particulier, était exacte, il en résulterait que dans notre région toutes les sources, par suite l'eau de la Volane, seraient plus ou moins minéralisées.

Or, d'après *les Recherches sur les eaux potables de Vals,* par M. Albert Vaschalde, on ne trouve trace de carbonates alcalins ni dans l'eau des fontaines publiques, ni dans celles du Voultour, de la maison Théron, du Navet, du Château..., etc.

On n'y constate qu'une petite quantité de sulfate de soude, comme dans toutes les eaux qui coulent sur les terrains volcaniques.

Seul, M. le docteur Lafosse a été dans le vrai lorsqu'il a dit :

« Toutes les sources sodiques de Vals sont d'origine volcanique,
« comme toutes celles du plateau central de la France. »

Mais M. le docteur Lafosse n'entrant dans aucun détail pour justifier son assertion, je vais essayer de donner les explications nécessaires.

Depuis fort longtemps on a constaté que les plus anciennes sources de Vals, celles qui émergeaient naturellement : la Marie, l'ancienne Saint-Jean, la Marquise et la Camuse, surgissent sur le parcours d'un filon de quartz, qui forme une sorte de barrage en travers du lit de la Volane.

Ce fait n'est pas accidentel et donne la clef du mode de formation de nos eaux minérales alcalines.

En examinant ce filon dans le lit de la Volane, dont les eaux n'ont pu l'entamer, si elles l'ont dénudé au Nord, on observe que, par suite de son inclinaison de 45° à 50°, l'intersection de son prolongement avec la cheminée du volcan d'Aizac doit s'effectuer à 5 ou 6 kilomètres de profondeur.

Ce filon a dû être injecté à l'état pâteux, dès les premiers temps, avant les éruptions volcaniques, et, en se contractant par le refroidissement, il s'est produit des vides entre le quartz et les parois du granit.

Plus tard, lorsque les volcans d'Aizac et de Craux ont été en activité, des filons de basaltes ont été injectés dans diverses directions, et l'un d'eux est venu émerger près de l'ancienne Juliette avec une inclinaison de 25° à 30°.

Enfin, par suite de circonstances dont il nous est impossible de connaître la cause, un autre filon métallique a surgi sur la route d'Ucel, à quelques mètres en dessous de la manutention des Vivaraises, avec une inclinaison de 10° à 15° seulement.

Ces trois filons, de nature différente, proviennent donc de profondeurs de plus en plus grandes.

Entre ces trois filons divergents, il existe d'autres filons qui n'émergent pas à la surface du sol, mais dont les ouvriers constatent la présence à leur dureté, lorsqu'ils pratiquent des sondages.

Or, le gaz acide carbonique, produit par l'ancien foyer volcanique d'Antraygues, ne pouvant s'échapper par les cratères, qui se sont bouchés, s'infiltre à travers les fissures formées le long de ces divers filons.

A ces profondeurs de 5 à 10 kilomètres, la température est de 150° à 300°, assez élevée, par conséquent, pour que l'acide carbonique se combine avec les bases alcalines des roches, de manière à les transformer en bicarbonates, la chaleur facilitant les combinaisons chimiques.

D'autre part, les eaux d'infiltration provenant des plateaux supérieurs qui existent à l'Est, au Nord et à l'Ouest d'Antraygues, sont amenées dans le même foyer volcanique par des filons injectés dans ces directions, et ces eaux dissolvent les bicarbonates, de telle sorte qu'en s'acheminant vers Vals, sous l'action de la pression et par la voie des filons dont j'ai parlé, elles pénètrent dans toutes les fentes des rochers et nous parviennent minéralisées.

Seulement, comme elles se mélangent, près de la surface du sol, avec les eaux provenant de l'écoulement des pluies, elles sont plus ou moins riches en gaz ou en sels alcalins, suivant les conditions particulières des lieux.

Il résulte de cela que les forages pratiqués trop près les uns des autres, et descendant à la même profondeur, sont des *robinets sur le même tonneau*, suivant l'expression de M. Chabalier, mais que les forages continués à de plus grandes profondeurs rencontreront de nouvelles nappes d'eau et ne nuiront pas aux sources actuelles.

Par conséquent, en creusant à l'Ouest et au-dessous de la Juliette un puits artésien de 400 à 500 mètres de profondeur, on ne causerait aucun préjudice aux propriétés particulières, et on ferait certainement surgir de nouvelles eaux minérales ayant une température suffisante pour les bains.

Je trouve la confirmation de ce que j'avance dans ces paroles de M. Durand-Fardel : « Les sources de Vichy empruntent leur haute « température à leur origine profonde (chaleur centrale de la terre et « actions chimiques énergique) ».

Or, les eaux bicarbonatées de Vals ont une composition si identique avec celles de Vichy, elles en contiennent si exactement les mêmes sels, et pas d'autres, qu'il est inadmissible qu'elles puissent avoir une origine différente.

Les expériences de M. Daubrée sur la solubilité du feldspath dans l'eau saturée d'acide carbonique ne prouvent rien contre ma thèse, malgré l'avis contraire de M. Lavigne, attendu que si l'acide carbonique est un dissolvant puissant, il n'est pas assez énergique pour transformer les phosphates et les silicates en carbonates à la température de 15° à 20°.

Mais ces eaux ne seraient pas seulement thermales, car je crois pouvoir prédire qu'elles seraient probablement *sulfureuses*.

Voici comment :

Il résulte de ce qui précède que les eaux minérales alcalines amenées à Vals par le filon de quartz, ou les filons presque parallèles, ont été élaborées à la partie supérieure de l'ancien foyer volcanique, en un point où la combustion étant éteinte, il n'y a plus que quelques dégagements d'acide carbonique.

Ces eaux cheminent lentement à travers les interstices des roches, se refroidissent et nous parviennent à la température de 14° à 15°.

Mais les autres filons qui, comme le filon métallique, sont presque verticaux et vont plonger plus près du foyer central de la terre, là où une température supérieure à 400° fait évaporer le soufre, ces filons doivent, à mon avis, nous doter d'eaux minérales sulfureuses qui n'ont pu émerger naturellement.

Là, sous l'action de la chaleur et peut-être pendant les éruptions volcaniques, il s'est formé du sulfure de silicium, qui se décompose au contact de la vapeur d'eau pour dégager de l'acide sulfhydrique.

« On a démontré en effet, disent MM. Pelouze et Frémy, que les eaux « des geysers d'Islande, qui sont riches en silice, contiennent une « quantité notable d'acide sulfhydrique, provenant de la décomposition « du sulfure de silicium. »

La preuve de mon assertion, c'est que la source Intermittente (le puits Firmin), creusée à 90 mètres de profondeur seulement, dégage des vapeurs sulfureuses très sensibles, que tout le monde perçoit chaque fois qu'elle jaillit, et qu'elle accuse une élévation de température de 3° sur les sources voisines.

Mais, objectera-t-on, y aura-t-il de l'eau à 500 mètres de profondeur ?

Oui, certainement, car l'altitude de Vals n'étant qu'à 240 mètres, les eaux de pluie qui, par les fentes des rochers, tendent à descendre sous l'action de la pesanteur, ne trouvent plus d'écoulement vers la mer au-dessous de 240 mètres et rencontrent des gaz comprimés, surchauffés, qui les obligeront à remonter à travers le puits artésien.

Il me paraît donc inutile d'insister sur les avantages qui résulteraient pour Vals de la découverte de nouvelles sources thermales et sulfureuses, qui en feraient la plus riche des villes d'eaux !

Formation des eaux ferro-arsenicales.

Si c'est dans les foyers volcaniques qu'il faut chercher le laboratoire des eaux bicarbonatées-sodiques, c'est à la surface du sol, et sous l'action des agents atmosphériques que se forment, au contraire, les eaux ferro-arsenicales.

Voici l'explication la plus plausible, celle que M. le docteur Chabannes avait déjà énoncée, et qui a été formulée par le docteur Clermont dans les lignes suivantes : « On trouve en abondance, aux abords de la source « *Dominique*, des pierres de natures diverses. Ce sont principalement « des micas grisâtres, verdâtres, ou à feuilles argentines ; des sulfures « de fer ; et enfin d'autres pyrites dont la présence peut expliquer la « composition chimique de la *Dominique*. Ces pyrites, en se décomposant, « forment de l'acide sulfurique, qui sert à son tour de dissolvant pour « d'autres minéraux. »

J'ajouterai que des fouilles plus récentes, pratiquées au-dessus de la *Saint-Louis*, ont mis au jour une roche blanchâtre qui me semble renfermer du *mispickel*, combinaison naturelle du fer avec l'arsenic et le soufre.

Si l'analyse confirmait mon assertion, la composition de la *Dominique* serait une conséquence de son voisinage avec les sources alcalines, car le *mispickel* se forme quand on fait réagir du bicarbonate de soude sur le sulfo-arséniate de fer, qui se trouve dans certaines pyrites, « et la « géologie hydraulique nous montre, suivant les paroles de M. le docteur « Durand-Fardel, que les sources actuelles les plus abondantes ne sont « qu'un faible reste des torrents minéraux qui s'élançaient jadis de leurs « griffons puissants ».

C'est donc la lixiviation de ces divers minerais par l'eau de pluie qui produit les eaux ferro-arsenicales, et comme la surface du terrain propice est très limitée, on n'aura guère de chances d'augmenter leur volume en creusant de nouvelles galeries, le jour où cela deviendra nécessaire.

Mais la difficulté peut être aisément tournée en rendant plus intense, plus active l'élaboration naturelle des eaux de la St-Louis, dont on se sert pour les bains.

Au lieu d'attendre la pluie, il n'y a qu'à gazonner les terrains supérieurs et à les arroser journellement avec des eaux élevées au moyen de pompes.

Seulement, s'il fallait augmenter aussi le débit de la Dominique, qui est principalement expédiée en bouteilles, il serait essentiel de n'employer que des eaux très pures pour l'arrosage, afin qu'elles n'entraînent pas des matières organiques capables de se putréfier.

Dans ce cas, il serait facile pour cet usage d'amener, au moyen d'un moteur hydraulique, une très bonne source, fournissant 10 litres par seconde, située à la Basse-Bégude, et qui n'est presque pas utilisée en ce moment. Cette observation m'engage à exprimer le vœu qu'un jour les propriétaires des terrains étagés sur la colline des *Saulses* soient indemnisés pour leur faire boiser ou gazonner tous leurs champs, avec interdiction de les fumer, ou d'y faire paître des troupeaux.

En effet, j'ai déjà expliqué que les eaux minérales bicarbonatées-sodiques se mélangent avec une certaine proportion d'eau de pluie infiltrée à travers les fissures des rochers.

Si ces eaux d'infiltration entraînent des matières animales en putréfaction, il en résulte quelquefois que les bouteilles d'eau minérale expédiées au loin, surtout dans les pays chauds, prennent un mauvais goût qui nuit à la réputation de nos sources.

Il y a, par conséquent, encore de grandes améliorations à introduire à Vals pour provoquer le complet développement de notre station thermale.

Mais qui consentira à les exécuter au profit de ses concurrents ?

Cette considération me détermine à entrer dans un autre ordre d'idées, et je ne crois pas pouvoir mieux faire qu'en rééditant un article de M. le docteur Garrigou, de Luchon, inséré dans la *Revue médicale et scientifique d'hydrologie et de climatologie Pyrénéennes.*

LA CONCURRENCE
En Exploitation d'Eaux minérales

S'il est une vérité répandue dans le public, c'est celle de l'heureuse influence qu'exerce la concurrence dans le commerce et dans l'industrie. Le mieux et le meilleur marché en sont la conséquence la plus constante.

Notre œuvre étant une œuvre essentiellement pratique, nous allons examiner aujourd'hui les résultats auxquels on doit infailliblement s'attendre avec la concurrence dans l'exploitation des sources thermales. Les exemples que nous choisirons seront pris surtout dans la région aux progrès de laquelle nous avons voué notre expérience, heureux si nous pouvons épargner, aux uns des malheurs pécuniaires, aux autres le ridicule et la honte, et, à l'hydrologie, des retards préjudiciables.

En promenant nos regards dans les stations thermales du bassin sous-pyrénéen, nous y voyons des villes d'eaux telles que Cauterets, Luchon, Eaux-Bonnes, jouant comme succès un rôle principal, tandis que d'autres stations moins connues, quoique très bien dotées, ne comptent que pour des stations encore dans l'enfantement d'une vogue à laquelle elles aspirent et qui ne peut arriver à bien !

Étudions les conditions de vie et de développement de chacune, nous verrons ensuite quelles conclusions pratiques il faut en tirer.

Cauterets, Luchon, les Eaux-Bonnes, sont des stations dont les sources appartenant à une commune ou à des syndicats sont affermées à de grandes compagnies qui les exploitent et les font valoir. Si nous remontons à l'origine de chacune, nous les trouvons d'abord composées d'une multitude de sources appartenant à des particuliers, exploitées chacune par son propriétaire et ne constituant que des nids à contestations et à sujets de dénigrement mutuel. Aussi, restant dans ces conditions, nous voyons ces petites localités thermales vivre infructueuses, sauvages et rebelles à tout progrès, tandis que leurs qualités, préconisées par ceux qui les ont fréquentées et par les médecins qui les habitent, portent au loin les germes d'un succès certain.

La date de leur essor et d'une nouvelle vie est celle où les communes, devenant propriétaires de la plupart d'entre elles, les afferment à de solides et d'intelligents financiers qui, tout en organisant pour eux de fructueuses spéculations, attirent les étrangers et la richesse dans le pays.

Voyons, en effet, ce qui s'est passé à Luchon depuis le milieu du dix-huitième siècle jusque vers 1857 et 1881. La commune ne possédait que les sources anciennes de la localité : l'établissement Lassalle, les sources Ferras, les bains Soulerat devinrent sa propriété; à partir du moment où elle fut maîtresse de la situation, le bail monta successivement de 1.500 francs à 140.000 francs, chiffre qu'il atteignit en 1870, et à 210.000

francs, revenu net de la ville, porté par l'exploitation des thermes et du casino depuis 1881. Le nombre des étrangers attirés à Luchon atteignit ainsi le chiffre considérable de 20 à 30.000. Il est facile de voir que le monopole des sources a entraîné la prospérité du pays.

A Cauterets, avant les traités avec la Compagnie fermière actuelle, les sources étaient divisées entre la vallée de Saint-Savin et divers propriétaires. En outre des sources du syndicat, Rieumiset, le Rocher, le Petit-Saint-Sauveur, le Pré, etc., formaient autant de propriétés particulières qui empêchaient la concorde et le développement de la station. Chacun refusant aux eaux du voisin de posséder en réalité les qualités que l'expérience et la *vox populi* leur attribuaient, ne songeait qu'à plaider en faveur des siennes, ne comprenant pas que de pareils procédés retombaient sur la station entière. Cauterets, malgré sa réputation lointaine, n'a prospéré localement que le jour où le syndicat de la vallée a affermé ses sources à l'intelligente Société qui l'exploite aujourd'hui.

Celle-ci a organisé la station, construisant des thermes magnifiques, élevant des quais indispensables, faisant des embellissements de tous genres et appelant les étrangers à jouir des avantages que seul pouvait leur donner le monopole des eaux, la sécurité et la confiance pour le traitement. Ce monopole a été si bien compris par la tête dirigeante, M. Dulau, que toutes les sources locales ont été par lui ou affermées ou achetées, même à chers deniers. Aussi Cauterets est devenu, au point de vue médical, la station la plus prospère des Pyrénées, et les dividendes que la Société distribue à ses actionnaires ont dépassé toutes les espérances.

Que l'on commette à la fin du bail l'imprudence de retomber dans l'ancien régime, avec toutes ses causes de divisions et de dépréciation, les sociétés ou les propriétaires des sources, moins puissants que la Société actuelle, ne pourront plus maintenir la réputation de Cauterets par des innovations hydrologiques coûteuses et par une réclame (donnons à la chose son nom) en rapport avec les besoins locaux de la station. L'eau s'exportera toujours, cela n'est pas douteux, mais les saisons deviendront moins brillantes. Les étrangers, sentant que la vogue de la station baisse, y arriveront en plus petit nombre, les fortunes locales s'amoindriront inévitablement, et, pour beaucoup, cette baisse sera la ruine. Cauterets redevenu, avec l'abandon du monopole, une station balnéaire rongée par le pire mal des villes d'eaux, la concurrence des sources et la dénigration mutuelle, retombera au niveau d'Ax et de l'ancien Bigorre ; un mauvais vernis sera répandu sur elle pour de longues années.

Je viens de nommer deux stations, Ax et Bigorre, et de faire d'un mot ressortir ce que je crois être la cause qui s'est opposée à leur développement. Que ces villes me permettent d'exposer leur situation et de montrer quelle voie doit conduire au succès, car le succès sérieux, durable, sera toujours notre objectif pour les stations méridionales.

Commençons par Ax. Pendant dix années consécutives, j'y ai exercé la médecine hydrothermale. Je connais donc à fond les richesses admirables que lui font oublier ses guerres intestines et dont j'ai le devoir de faire ressortir l'importance.

Plus de deux millions de litres d'eau sulfurée, formant une gamme chromatique à plusieurs octaves, pourraient être exploités chaque vingt-quatre heures en bains, douches, étuves, inhalations, pulvérisations, etc.

Quatre établissements thermaux appartenant à trois propriétaires différents sont alimentés par d'innombrables sources. Les plus anciens des établissements, le Couloubret et le Teich, appartiennent au même propriétaire : une société sans forces ; les bains du Breich et ceux du Modèle, les plus récents, sont la propriété, le premier, de la famille Sicre, le second, d'une société locale.

Avant la création du Modèle, il existait une association formant monopole, entre le Couloubret et le Breich. La station, sous l'impulsion du célèbre Dr Rigal, de Gaillac, et l'association dont je parle fonctionnant d'une manière régulière, grandit peu à peu. Ax resta pendant quelques années une station sérieuse et prête à prendre son essor ; malheureusement, des exigences locales écartèrent constamment les grandes sociétés qui se présentaient pour englober tous les établissements dans une seule et même affaire.

La création de l'établissement Modèle fut une nouvelle cause de division bien vite apparente dans la localité. La concurrence amena le prix des bains à un taux ridicule (0 fr. 20 à 0 fr. 25 c. pour certaines sources). L'association ancienne fut rompue, et dès lors cette station, si magnifiquement dotée par la nature, et qui aurait dû grandir à pas de géant, demeura dans une inertie à tous égards regrettable et devant laquelle s'émoussent encore les volontés capables de faire apprécier au loin une richesse thermale encore peu connue. Dans les Pyrénées, cette station n'aurait pour rivale que celle de Canaveilles, si les eaux de cette dernière localité n'étaient resserées entre des montagnes à pic, qui s'opposent à un grand développement thermal.

La fusion de tous les établissements en une seule société, ayant un capital suffisant, non pour faire une simple spéculation d'achat et de revente, mais pour développer pleinement avec toutes ses qualités cette station essentiellement médicale, sera la véritable solution du problème, si souvent posé, de la réussite d'Ax.

Nous nous engageons, au moment voulu, à montrer dans notre feuille hydrologique quels sont les moyens de faire valoir scientifiquement cette station pyrénéenne, dont la réussite me préoccupe à plus d'un titre. Elle est d'abord attenante à ma ville natale et, de plus, certains malades pourront y trouver une guérison qu'en vain ils chercheraient ailleurs.

Que se passe-t-il également à Bagnères-de-Bigore, cette station que Costallat et Soubies, dans leur sagesse, leur intelligence, leur *désintéressement*, eussent portée à son apogée si la mort, cette moissonneuse impitoyable, n'était venue les ravir à une si belle œuvre à peine à son début ?

Ce ne sont plus quatre établissements rivaux qui se trouvent ici en présence comme à Ax : on en compte plus de quinze. Dans un point privilégié, vers le Sud-Ouest de la ville, l'eau chaude et minérale sourd de tous côtés. Chaque maison, la commune elle-même, a ses thermes ; on se croirait autour de la fontaine chaude de Dax. De la montagne s'épanchent aussi des torrents d'eau minérale. La ville, par son exploitation municipale, fait concurrence à ses administrés, les administrés, par leurs installations particulières, font concurrence à la ville.

Est-il ailleurs une situation plus étrange, plus contraire aux intérêts d'une même famille ? C'est le père et le fils se portant réciproquement préjudice par l'exploitation côte à côte d'une industrie identique.

Toutes les sources, il est vrai, et tous les établissements ne se ressemblent pas. Les bains de santé, par exemple, dont les effets sédatifs et calmants rendent de si grands services dans les affections névrotiques, ne sauraient être comparés aux bains excitants de la Reine. Mais l'établissement communal possède aussi des sources sédatives, comme le Foulon ; et la source de Salut forme encore une troisième catégorie d'eau antinerveuse, — qu'on me permette cette expression, — affermée aujourd'hui à la Société de Cauterets, présidée par M. Dulau.

Voilà donc trois forces sollicitées pour agir séparément sur trois points différents de la localité, dans le but de perfectionner trois établissements dans lesquels seront remplies à peu près les mêmes ordonnances médicales. N'est-ce pas regrettable ?

Avant le captage de la source du Grand-Bain, plusieurs établissements, groupés aux environs de ce splendide griffon, vivaient aux dépens d'une même eau, ce qui les rendait identiques. Les installations étaient toutes propres, mais primitives. Aujourd'hui, la ville, devenue maîtresse de cette source, en ayant le monopole, a pu obliger ceux auxquels elle l'a cédée en fermage à créer un établissement sérieux et qui offre un confortable et des qualités que des particuliers ne pouvaient aspirer à donner à leurs modiques et multiples installations.. En lui rendant justice sur ce point, je me garderais cependant de dire que la Société fermière des thermes de la ville n'a pas commis une erreur préjudiciable à la ville de Bagnères, relativement à l'aménagement thermal, par sa manière de créer l'annexe destinée à l'utilisation de la source du Grand-Bain.

Poussée, sans doute, par des raisons qui ne regardent en rien la science que nous étudions, elle s'est laissé guider dans une voie différente de celle qu'indiquaient l'expérience en hydrologie et la connaissance complète des besoins de la localité. Au lieu de concentrer ses forces, elle les a disséminées en construisant son annexe bien loin des thermes principaux, autour desquels toute l'exploitation aurait dû être réunie. En ne monopolisant pas ses sources sous un même toit, elle s'est affaiblie.

Dans un même bâtiment, tout est sous la même surveillance ; le service est plus régulier, plus parfait ; le malade peut aller plus facilement du bain aux douches, des buvettes à l'inhalation ou à la pulvérisation ; il peut circuler à son aise, après son traitement, à l'abri de l'air et jouir des avantages d'une installation complète et grandiose.

Il n'y avait pas de particulier assez fortuné à Bagnères-de-Bigorre, et la commune elle-même n'était pas assez riche pour réaliser une installation thermale telle que la comportaient d'admirables ressources, telle que l'exigent aujourd'hui le développement de la science hydrologique et les besoins de notre siècle. La ville a donc bien agi en livrant son avenir thermal à une Société ; mais cette Société aurait dû d'abord mesurer ses forces et les combiner pour une action générale savamment conçue, parfaitement acceptable pour tous au premier moment, mais qui est aujourd'hui devenue peu pratique et de plus en plus dispendieuse.

C'est sur un plan d'ensemble que ne peuvent dresser que des hommes absolument versés dans l'hydrologie, et en présence d'un monopole ou d'un accaparement des sources empêchant toute idée de concurrence, que doivent reposer les grandes entreprises thermales ; elles doivent également être basées sur ce principe, que telle combinaison d'aménagement qui convient à une localité thermale est absolument fausse pour une autre, à cause des différences de composition des sources. Si on néglige cette règle, on s'expose à causer aux stations que l'on veut exploiter les préjudices les plus grands en entravant leur essor pour bien des années, et en conduisant à des sacrifices déjà regrettables lorsqu'ils ne sont pas la ruine de malheureux actionnaires trop confiants.

Seules les grandes compagnies, puissantes par leurs capitaux, moralement assises et connues par l'intelligence de leur chefs, peuvent aspirer à faire avec succès ces grandes entreprises d'eaux minérales, qui, conduites par des hommes expérimentés, peuvent, en quelques années, faire fructifier les fonds pécuniaires qu'on leur a consacrés, porter l'aisance dans un pays et fournir aux malades les moyens les plus puissants pour guérir leurs maux.

Or, une Compagnie sérieuse et prudente ayant le désir formel de réussir, tant dans son intérêt que dans celui d'une station thermale, une Compagnie dans le genre de celle de Cauterets, par exemple, n'accepterait jamais, à l'encontre de ces entrepreneurs de revente dont l'immoralité tue souvent un projet splendide, de commencer une affaire thermale sans être certaine de n'avoir pas de concurrence. Elle chercherait à monopoliser toutes les sources pour éteindre d'avance toute possibilité de lutte et de dépréciation ; car c'est là le seul moyen de pouvoir faire d'utiles et de grandes dépenses.

Une semblable conduite a fait la force de la Société de Cauterets ; elle l'a rendue la plus puissante du Midi parmi celles qui exploitent les eaux minérales. Sa vitalité est telle aujourd'hui que, fixée à Cauterets, puisqu'elle y est devenue propriétaire de sources importantes, elle constituerait une force capable de tenir en échec toute nouvelle entreprise qui se ferait en dehors d'elle. Il faut à tout prix — l'expérience en hydrologie l'indique d'une manière certaine — éviter pour l'avenir, dans l'intérêt unique de la station, un changement dans l'état actuel des choses.

Deux sociétés mises en présence se feront la guerre, c'est certain. L'abaissement de la station balnéaire, conséquence fatale de la dépréciation des sources aux yeux du public, qui entendra dire réciproquement du mal des eaux appartenant aux deux exploitants, conduira à des pertes considérables, soit d'un côté, soit de l'autre, jusqu'au moment où l'une des sociétés succombera dans la lutte. Les victimes seront nombreuses, puisqu'elles se compteront chez les habitants de la station, dont quelques-uns toucheront peut-être à la ruine : chez les sociétaires, qui auront fait une mauvaise spéculation ; chez les malades, qui auront perdu les moyens de se guérir.

Il ne faudrait pas croire qu'il n'y a que la théorie dans les lignes précédentes. Dans nos chères Pyrénées, on trouve des exemples terribles de la lutte entre établissements thermaux d'une même station. Chacun peut connaître comme moi des thermes jadis florissants, alors qu'une seule et sage direction s'exerçait sur une source unique, et que la création d'une série de bains rivaux a pour jamais jetés dans l'oubli. Je me garderai de citer des noms ; mais les vieux praticiens du Midi comprendront aisément.

J'ai dit que dans les luttes semblables, même entre compagnies et particuliers puissants, la ruine frappait bien souvent l'un d'eux et empêchait le développement des stations. Je dois un exemple, et je puis le donner, parce qu'il est fourni par des faits aujourd'hui dans le domaine public; il n'appartient pas à la région pyrénéenne, mais à notre voisine, l'Auvergne.

Le Dr Choussy possédait à la Bourboule une source réputée la plus arsenicale entre celles du même genre. A côté furent découvertes d'autres sources, parmi lesquelles celles de l'établissement Mabru, voisin de celui du docteur Choussy. Riche, savant et chercheur infatigable, désireux de faire prospérer son eau arsenicale, le Dr Choussy créa un établissement sérieusement installé.

Le voisin, poussé par l'envie, creusa la terre et trouva des eaux arsenicales qui devinrent promptement les rivales de celles qui, jadis, étaient les premières et vraies sources de la Bourboule. Une Société financière fut créée pour procéder à l'exploitation des nouvelles eaux, et des puits, descendant à plus de 100 mètres de profondeur, furent ouverts à 3 mètres de distance l'un de l'autre, sur les confins des deux propriétés Choussy et de la Société. Pendant plusieurs années, les deux rivaux luttèrent d'activité pour attirer les eaux chez eux. Les offres les plus avantageuses furent faites au Dr Choussy, qui refusa plus d'un million de sa source, et la Compagnie, plus puissante, plus tenace, pouvant lutter sans user ses nerfs et ses ressources, força le Dr Choussy à céder ses eaux et la place, car il mourut de chagrin. Depuis lors date la vogue et la réussite de la Bourboule, où, sans parler des fautes commises, on a créé un luxueux établissement qui peut pour longtemps satisfaire les exigences des malades et des médecins.

Plus tôt se serait accompli un semblable progrès si la lutte avait pu s'éteindre dès le début, plus tôt aussi les malades auraient pu jouir des avantages d'une médication hydrominérale puissante entre toutes et qui n'a jusqu'à ce jour aucune rivale.

Ces faits prouvent donc qu'à moins d'être seul propriétaire d'un établissement déjà connu et d'avoir, avec une immense fortune, la volonté et l'ardeur inaltérables de créer une station thermale utile, comme l'a fait à lui seul le regretté M. de Saint-Féréol, à Uriage ; qu'à moins d'être comme la commune de Luchon, assez riche pour se passer d'octroi, assez sûre de la bonté de ses eaux, de la splendeur de ses sites, pour voir affluer chez elle des milliers d'étrangers, il est à peu près impossible de voir créer une grande station thermale par un particulier ou par une commune.

Ce ne sont donc que des associations de capitaux et d'intérêts locaux qui, en abolissant la concurrence thermale, peuvent compter prospérer dans les entreprises d'eaux minérales.

Une objection se présente à la manière de voir dont je viens d'exposer les motifs dictés par l'expérience. Vichy et Vals prouvent le contraire, va-t-on dire avec triomphe ; on y exploite des sources de tous côtés.

Dans ces stations l'objectif est bien différent de celui des stations pyrénéennes. A Vichy, à Vals surtout, on cherche de plusieurs côtés à exporter l'eau vers les clients. Dans nos régions méridionales, comme en Auvergne, on appelle, au contraire, le client auprès des sources thermales.

Les intérêts sont donc aussi distincts que l'objectif dans ces deux genres d'exploitations hydrominérales.

En exportant des eaux, on ne risque que la perte de quelques caisses de bouteilles et quelques journées de travail ; en appelant les étrangers dans une station thermale, on est obligé de les recevoir. Et, que de frais pour les satisfaire ! s'ils sont mécontents et qu'ils ne reviennent plus, les millions dépensés pour eux sont à jamais perdus.

Là-bas, l'échec n'est rien ; ici, c'est la ruine.

Nous avons parlé jusqu'à présent des résultats de la concurrence, telle qu'on la voit à Ax, telle qu'on la voit à Bagnères-de-Bigorre et ailleurs. Telle qu'elle est, dans ces villes, la concurrence est licite, quoique regrettable dans ses résultats, et, au point de vue de la moralité, elle est à coup sûr irréprochable. Mais nous devons, en terminant, parler aussi d'un autre genre de concurrence qu'on voit pratiquer malheureusement dans quelques circonstances, et que nous n'hésitons pas à condamner, en déclarant qu'elle n'est rien moins que morale. Chercher à l'appliquer, c'est se jouer des intérêts généraux d'une station comme des intérêts particuliers. Réussir à extorquer une somme au risque de tuer une ville, une région thermale, tel est l'unique et triste objectif de certains spéculateurs.

Ce genre de concurrence s'exerce en ce moment même sous les yeux de tout un pays, qui, s'il n'est délivré de l'exploiteur qui l'enserre, se trouvera et il le comprend, à la veille d'être momentanément compromis.

Le fait est là ; ce n'est point un songe.

Une station thermale se trouve entre les mains d'une société qui, mal dirigée dans les travaux de recherches, a vu ses sources souffrir du creusement des captages. Profitant du trouble causé par cette nouvelle émouvante, des gens aux aguets s'empressent de séduire par des tromperies une population, hélas ! sans instruction et sans connaissances, se font concéder des droits de fouilles, et, sur la découverte de quelques filets d'eau *absolument sans valeur* (la preuve en est acquise), annoncent, pour se faire acheter à chers deniers par les premiers occupants dont ils cherchent à augmenter le trouble, qu'une Compagnie nouvelle va se former pour l'exploitation des sources qu'ils ont découvertes.

En exposant le fait, je me garderai de le commenter, moins encore d'en établir les futurs résultats, car ils resteront évidents pour tous mes lecteurs.

Mais il est de notre devoir de le constater pour montrer combien, dans les stations thermales, il faut éviter de favoriser toute opération financière ayant pour but de créer une concurrence à un état de choses existant déjà dans des conditions louables et assurant la prospérité.

Contrairement à ce qui est vrai pour le développement du commerce ordinaire, c'est-à-dire la nécessité de la concurrence, on peut affirmer que le seul moyen de favoriser les progrès dans les établissements thermaux, c'est d'y créer ou d'y maintenir *le monopole*.

Dr F. GARRIGOU.

ÉPILOGUE

Pour conclure, je n'ai qu'à reproduire quelques extraits d'une lettre adressée à l'*Indépendance de l'Ardèche*, il y a déjà un an, et dans laquelle je disais :

J'avoue que ma conviction personnelle a été profondément modifiée par la lecture des considérations du docteur Garrigou, sanctionnées par ce qui se passe à Vals, et que je reconnais avec lui que la concurrence, après avoir été notre force, devient la cause de notre malaise actuel.

La meilleure des solutions serait donc, si jamais il est possible de la réaliser, d'obtenir la fusion de tous les établissements en une seule société ayant un capital suffisant pour développer pleinement toutes les richesses de notre Station.

Mais la constitution d'une nouvelle société, au capital de dix à douze millions, ne sera réalisable que le jour où les fondateurs pourront présenter aux souscripteurs de leurs actions deux garanties essentielles, qui sont : *Le périmètre de protection et la déclaration d'utilité publique.*

Oh! Je sais toutes les protestations que soulèvera cette demande, attendu qu'un des premiers, je m'y suis moi-même opposé. Seulement, si j'ai repoussé le périmètre, dans le principe, c'est qu'alors on ne nous promettait rien en compensation, tandis qu'aujourd'hui la situation est changée.

La construction du Casino a été abordée, les bains seront mieux aménagés, et il y a des projets d'hôtels aussi somptueux que ceux de Vichy, notre rivale.

Le périmètre de protection nous apporterait donc, à mon avis, une prospérité inespérée, si le Conseil municipal prenait l'initiative de le proposer à une société puissante qui, en échange, accepterait un cahier des charges renfermant certaines conditions, parmi lesquelles se trouverait l'obligation de creuser un puits artésien assez profond pour faire surgir des eaux sulfureuses.

Alors la société concessionnaire, sûre de son avenir, ayant les moyens de s'approprier les autres sources, lorsqu'elle le jugera à propos, pour maintenir ses prix de vente, n'aura qu'un intérêt réel, qui concorde avec notre intérêt particulier, celui d'amener le plus grand nombre d'étrangers possible, afin de retirer un bon revenu de ses immeubles.

Il n'y a pas d'illusion possible, tant que la rivalité persistera, on ne peut s'attendre à ce qu'une compagnie s'impose, aux frais de ses actionnaires, des dépenses improductives dont les autres profiteraient, et nous ne parviendrons à un résultat heureux pour le pays, que par l'abstraction de toute question de personne, par le sacrifice même de quelques intérêts industriels.

Quant à l'expropriation que peuvent redouter quelques uns de mes voisins lorsque la déclaration d'utilité publique sera prononcée, je la leur souhaite comme une source de richesse, en leur redisant, comme Olivier de Serres :

Votre fortune, la voilà ! !

Vals-les-Bains, le 15 Janvier 1886.

Aubenas, Impr. de Mme Robert, — Louis Ayzac, succr.

MIRE ISO N° 1

A F N O R 92049 PARIS LA DÉFENSE

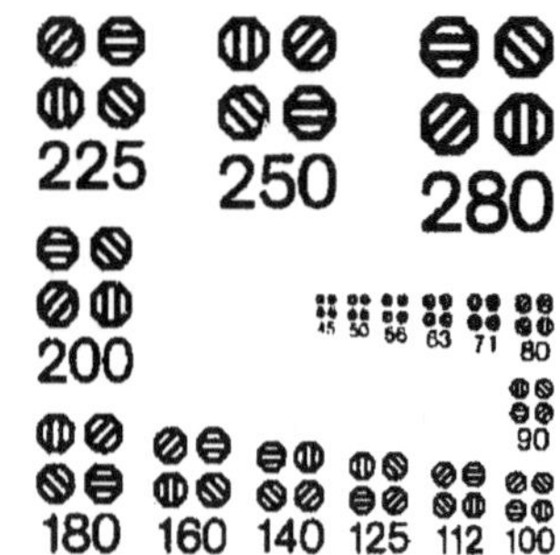

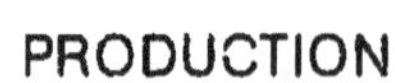

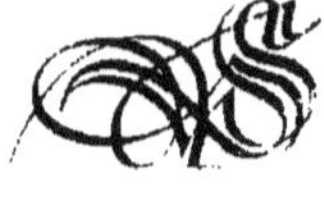

PRODUCTION SCRIPTUM PARIS

en conformité avec NF Z 43-011 et ISO 446:1991